Dinesh Rokaya
Pokpong Amornvit

Prótese Ocular e Reabilitação de Defeitos Oculares

Dinesh Rokaya
Pokpong Amornvit

Prótese Ocular e Reabilitação de Defeitos Oculares

ScienciaScripts

Imprint

Any brand names and product names mentioned in this book are subject to trademark, brand or patent protection and are trademarks or registered trademarks of their respective holders. The use of brand names, product names, common names, trade names, product descriptions etc. even without a particular marking in this work is in no way to be construed to mean that such names may be regarded as unrestricted in respect of trademark and brand protection legislation and could thus be used by anyone.

Cover image: www.ingimage.com

This book is a translation from the original published under ISBN 978-613-9-83841-7.

Publisher:
Sciencia Scripts
is a trademark of
Dodo Books Indian Ocean Ltd. and OmniScriptum S.R.L publishing group

120 High Road, East Finchley, London, N2 9ED, United Kingdom
Str. Armeneasca 28/1, office 1, Chisinau MD-2012, Republic of Moldova, Europe
Printed at: see last page
ISBN: 978-620-5-85942-1

Conteúdos

Introdução

A perda ou ausência de um olho pode causar um defeito congénito, trauma, tumor, um olho cego doloroso, uma oftalmia simpática, ou a necessidade de confirmação histológica de um diagnóstico suspeito. Os tumores na área orbital representam entre 0,2 - 0,5% do total.[1] A perda de um olho ou de um olho desfigurado tem um impacto negativo na psicologia de um indivíduo, afectando a vida social e profissional. A reabilitação protética com próteses oculares feitas por medida adequada torna tais indivíduos, aceitação profissional e social e alivia os problemas.[1-7]

Dependendo da gravidade das situações, a gestão cirúrgica pode incluir uma de 3 abordagens: evisceração, enucleação, ou exenteração.

- *A evisceração* é um procedimento cirúrgico em que o conteúdo intra-ocular do globo é removido, deixando a esclerótica, a cápsula de Tenon, a conjuntiva, os músculos extra-oculares e o nervo óptico sem perturbação; a córnea pode ser retida ou excisada.

- *A enucleação* é a remoção cirúrgica do globo e de uma porção do nervo óptico da órbita.

- *A extensão orbital* é a remoção em bloco de toda a órbita, geralmente envolvendo a remoção parcial ou total das pálpebras, e é realizada principalmente para erradicar um tumor orbital maligno.

A evisceração e a enucleação são geralmente reabilitadas com uma prótese ocular enquanto que a extensão é reabilitada com uma prótese orbital. Tradicionalmente, pensa-se que a evisceração dá melhores resultados cosméticos do que a enucleação. Contudo, com as técnicas actuais de enucleação, os resultados são muito comparáveis. Os implantes orbitais são geralmente utilizados após a enucleação para substituir o volume orbital e proporcionar uma mobilidade semelhante ao implante e ao olho protético (Figura 1C, 2). Estão disponíveis vários tipos de implantes orbitais; plásticos esféricos, não porosos e porosos não com ventosas.[8,9] As razões para a escolha do implante são o custo, o resultado e a perícia do cirurgião.[10]

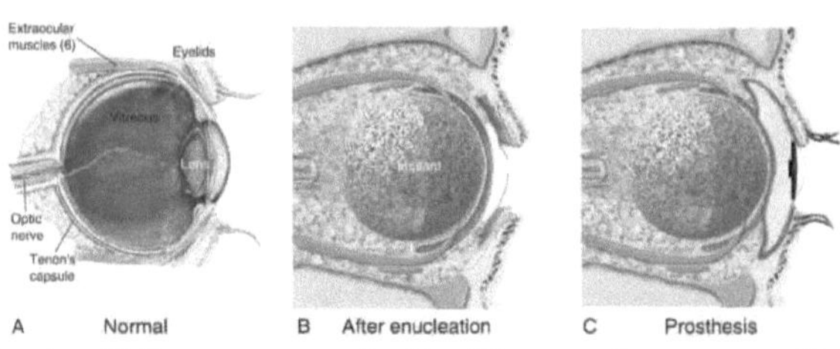

Figura 1. A. Olho normal, B. Tomada anoptálmica com implante orbital, C. Tomada anoptálmica com prótese ocular.[7]

A perda de volume orbital resultante da remoção do globo pode ser substituída por implantes orbitais integrados ou não integrados. Estes dispositivos esféricos são colocados dentro da órbita, posterior à fáscia de Tenon, aos músculos rectos, e conjuntiva. Estas três camadas são tipicamente fechadas sobre o implante e actuam como uma barreira para evitar a extrusão ou migração do implante. Após a cicatrização da ferida cirúrgica, um dispositivo plástico côncavo claro conhecido como conformador é colocado sob as pálpebras, sobre a conjuntiva, e sobre o implante orbital (Fig. 1). A colocação de um conformador minimiza as alterações de volume na cavidade ocular, mantém a forma das fornalhas conjuntivas, e evita que as contracções de tecido cicatricial distorçam o leito da cavidade durante a cicatrização do tecido. Após a cicatrização do tecido, o conformador é substituído por uma prótese ocular permanente.[9,10]

1. História da Prótese Ocular

O uso do olho artificial foi mencionado no período dos egípcios em 1613 AC. Utilizaram pedras preciosas, prata ou olhos de ouro para múmias.[11,12] Ambroise Pare, cirurgião francês, foi o primeiro a descrever o uso de olho artificial feito de ouro e prata ("Emblepharon") para encaixar uma órbita ocular (Les Oeuvres d Ambroise).[13] Em 1575, Pare' introduziu o vidro e a porcelana para a fabricação de próteses oculares. Esta prótese ocular foi a primeira prótese do tipo "concha" ou "não-esfera" de prótese ocular.[14] Em 1830, durante a Segunda Guerra Mundial, Ludwig Mueller-Uri, um soprador de vidro alemão, foi creditado pelo primeiro desenvolvimento de próteses oculares de vidro de boa qualidade. Ali, as próteses oculares de vidro eram amplamente utilizadas na Europa e nos EUA. Em 1849, o termo "Ocularista" foi cunhado por Boissoneau.[15] Em 1943, a Naval Dental School, EUA, desenvolveu o material chamado resina acrílica. Após a Segunda Guerra Mundial, a França tinha-se tornado o centro da indústria de olhos artificiais.[16] Em Outubro de 1985, foi criada a primeira organização internacional de ocularistas, a "American Society of Ocularists". Actualmente, as próteses oculares são fabricadas para tratar o doente com defeito ocular em todo o mundo.

2. Prótese Ocular

Uma prótese ocular é uma simulação da anatomia humana utilizando materiais protéticos para criar a ilusão de um olho perfeitamente normal e saudável e os tecidos circundantes (Figura 2).[6]

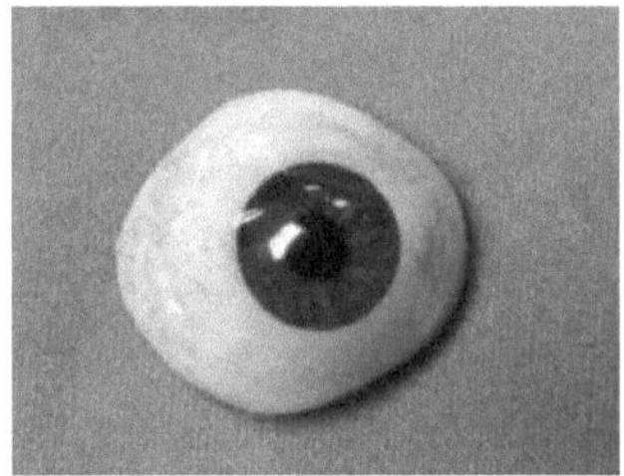

Figura 2. Prótese ocular acrílica

As próteses oculares podem ser classificadas como;

1. Prótese ocular de stock
2. Prótese ocular personalizada

As próteses oculares personalizadas têm vantagens sobre o tipo de stock, uma vez que têm uma adaptação íntima ao leito do tecido, melhor motilidade e distribuem pressão ao tecido circundante, o que minimiza o risco de causar uma lesão traumática ao tecido.

3. Materiais utilizados para Prótese Ocular

As próteses oculares podem ser fabricadas a partir dos seguintes materiais.[2,17,19]

1. Vidro

2. Poli metacrilato de metilo (PMMA)

No passado, o vidro foi em tempos o material preferido para a fabricação de próteses oculares. Mas devido à dificuldade de fabrico e à sua natureza frágil, hoje em dia, a prótese ocular de vidro tornou-se menos popular. No entanto, as próteses oculares de vidro ainda são utilizadas em algumas partes da Europa.

Actualmente, o polimetacrilato de metilo (PMMA) ou também chamado resina acrílica é amplamente accite como material de escolha para a fabricação de próteses oculares. As vantagens das próteses oculares acrílicas incluem estética, facilidade de fabrico e facilidade de modificação.

4. Indicações de prótese ocular

As várias indicações de prótese ocular são as seguintes.[2]

    A. Deformidades congénitas

        1. Anophthalmia

        2. Microphthalmia

    B. Deformidades adquiridas

        1. Phthisis bulbi

        2. Bulbi atrófico

        3. Staphyloma

        4. Pós-evisceração

        5. Pós-enucleação

        6. Lesões pós-químicas

        7. Tomada contratada após radiação

        8. Exenteração pós-orbital

5. Tomada Ideal e Complicada

Os estudos radiográficos após a enucleação mostraram que existe uma redistribuição da gordura intra orbital na direcção descendente e para a frente, com o deslocamento inferior associado do complexo retolevador superior, como mostrado na Figura 3. As complicações comuns para os pacientes com uma prótese ocular após a enucleação incluem a recessão do sulco da tampa superior, ausência da dobra da tampa superior, e enoptalmus progressivo. Estas complicações têm sido atribuídas à degeneração dos músculos extra-oculares inactivos, à atrofia da gordura orbital e à tendência para o enoptalmus. Além disso, o implante ocular também pode causar enoptalmus devido ao tamanho, posição, tipo e desenho incorrectos do implante.[20] Por exemplo, se o tamanho do implante for demasiado pequeno ou posicionado de forma inferior, poderia contribuir para o enoptalmus. Todos estes factores devem ser considerados na tomada de decisão tanto para a cirurgia primária como secundária.

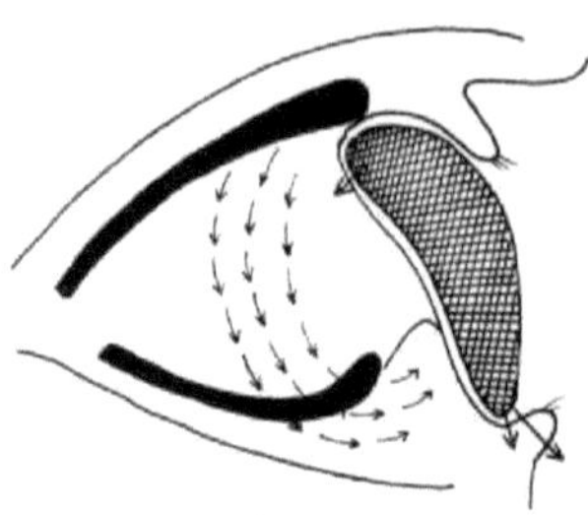

Figura 3. Rotação do conteúdo intraorbital após a enucleação.

Assim, após a enucleação, sem colocação de implantes poderia resultar no aprofundamento superior do sulco, enoptalmus, ptose, frouxidão da tampa inferior, ectopiona ou raramente entropiona, que é conhecida combindly como Síndrome de Tomada Pós Enucleação (PESS).[21-23] Isto não mantém a simetria cosmética com o olho semelhante, resultando num mau resultado estético das próteses (Figura 4). Estas anomalias são menos frequentes na tomada eviscerada do que na tomada enucleada, mas raramente ocorrem após uma evisceração.[22] Várias considerações numa enucleação permitem um bom encaixe para uma prótese ocular. Uma delas é uma profundidade posterior suficiente para o implante, oferecendo um bom fechamento dos tecidos sobrejacentes.[24]

Um implante excessivamente grande restringirá

frequentemente a profundidade da câmara anterior da prótese, dando ao olho artificial um equilíbrio antinatural. Isto é particularmente verdade se a prótese for um estilo de implante biointegrado como o HA ou o polietileno poroso. Uma tomada anoptálmica ideal resulta em bons resultados estéticos após prótese ocular. Um soquete anoptálmico ideal após enucleação deve ter as seguintes características (Figura 4):

a. Implante intraorbital de tamanho adequado, oferecendo um bom fechamento dos tecidos sobrejacentes.

b. Espaço suficiente para o fabrico de próteses oculares

c. Ausência de sulcusdeformidade superior   , enoptalmus, ptosis e flacidez da tampa inferior

d. Ectopiona ou entropiona leve à ausência

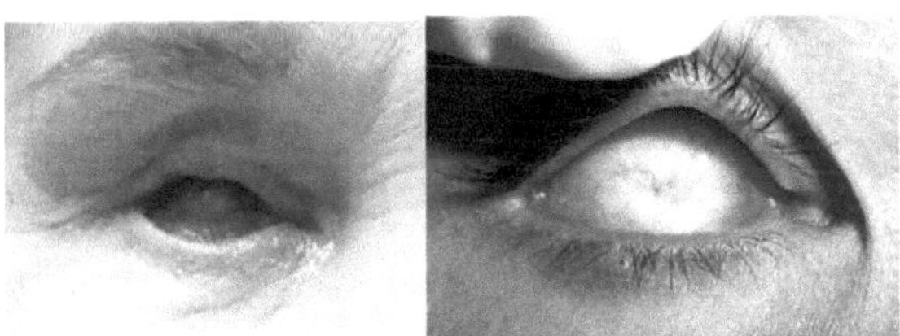

Figura 4. Tomada complicada (esquerda). Tomada anoptálmica ideal para a fabricação de prótese ocular (direita).

6. Gestão de Tomadas Complicadas

A gestão de tomadas complicadas está dividida nas seguintes rubricas:

A. Ptosis

B. Deformidade superior do sulco

C. A flacidez da pálpebra inferior

D. Tomadas contratadas

E. Extrusão/ Exposição dos implantes intra-orbitais

A) **Ptose:**

A ptose é a queda ou flacidez da pálpebra superior, resultando no estreitamento da abertura palpebral e fissura, e na cobertura de parte do olho.[26, 27]

Correcção protética: A ptose pode ser corrigida protética através da modificação da prótese; contudo, se isto interferir com o fecho das pálpebras, a secagem da prótese ocorre, e isto não é satisfatório.

Três tipos de modificação da prótese são possíveis para

corrigir a ptose:

a. **Tipo de concha:** Este é o método de correcção mais eficaz e recomendado para os doentes anoptálmicos com ptose com função normal da pálpebra ocular. A prótese ocular pode ser modificada de acordo com a técnica de Allen; o material é reduzido no aspecto anterio-superior para permitir uma alteração da posição da placa de alcatrão superior para a correcção da ptose e para aumentar a abertura do olho, o material é adicionado na área anterior da córnea para suportar a pálpebra superior, a superfície anterior-inferior é reduzida para levantar a pálpebra inferior, e o material é adicionado na superfície postero- superior para inclinar a margem do olho (Figura 5).[3, 20, 25] É mostrado um caso com resultado estético óptimo após correcção utilizando a técnica de Allen (Figura 6).

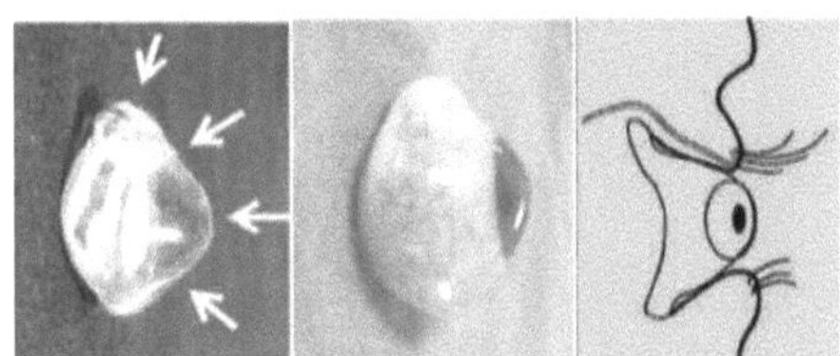

Figura 5. Modificação da prótese ocular

(Shell) para corrigir a ptose.[3, 20, 25]

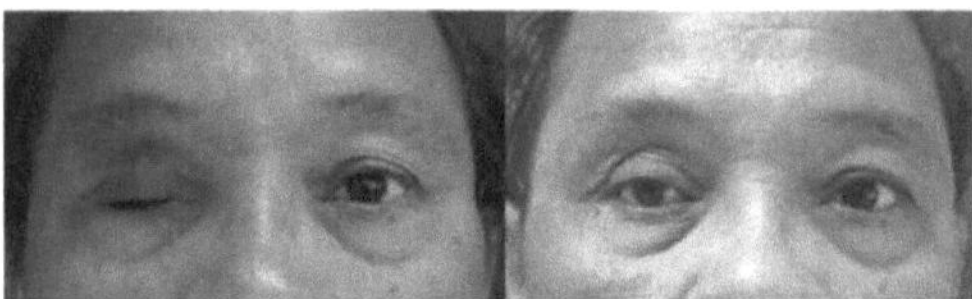

Figura 6. Correcção protética da ptose usando Shell; antes (esquerda) e depois (direita).

b. **Prateleira modificada:** A prateleira pode ser estendida através da superfície frontal do olho para segurar a pálpebra superior na posição aberta desejada (Figura 7). c. **Ptose muleta:** Útil para causas neurológicas ou paralisia do terceiro nervo. Uma muleta cria uma obstrução física na superfície anterior da prótese que suporta a pálpebra superior (Figura 7).

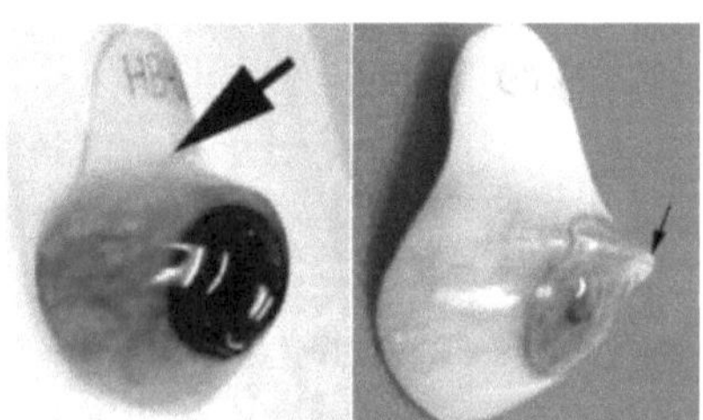

Figura 7. Modificação da prótese ocular; Concha modificada (esquerda) e muleta de ptose (direita) para corrigir a ptose.[25]

Correcção Cirúrgica: Mesmo a modificação da prótese, não pode corrigir a ptose e os restos da ptose, o oftalmologista pode realizar vários tipos diferentes de procedimentos de ptose. Se a ptose for mínima (menos de 2 mm) e houver tecido fornix superior adequado, então pode ser realizada uma ressecção do músculo tarsoconjuntival Muller. Para a ptose moderada a severa, o encurtamento da aponeurose do levator palpebrae Conservative alavator aponeurosis e/ou operações de funda são eficazes.[27]

B) Superior Sulcus Deformity

Uma das dificuldades mais comuns associadas à órbita anoftámica é o defeito do sulco da pálpebra superior, frequentemente associado à ptose. A deformidade do sulco superior é uma profundidade exagerada no contorno da superfície da pálpebra superior acima do tarso. Este defeito é secundário à atrofia da camada de gordura pré-aponeurotica, degeneração dos músculos extra-oculares então inactivos ou deslocamento do implante intra-orbital.

Correcção protética: A deformidade do sulco superior pode ser reduzida remodelando a prótese num desenho mais alongado verticalmente (Figura 8). O volume de material é então adicionado anterior e superior para empurrar mais tecido da tampa para o sulco superior.[22, 28] É mostrado um caso com resultado estético óptimo após a correcção protética da deformidade do sulco superior (Figura 9).

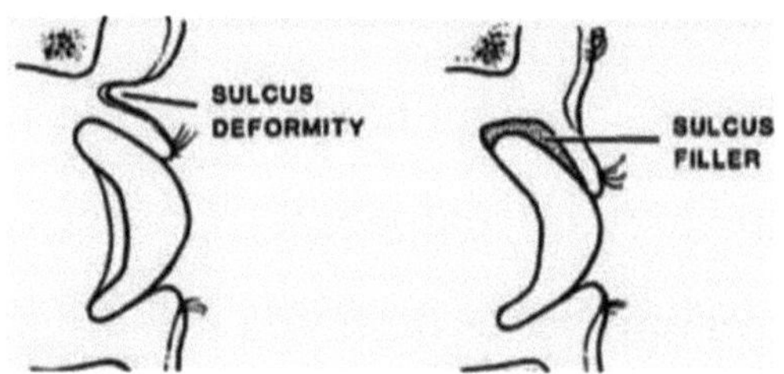

Figura 8. Modificação da prótese ocular para corrigir a deformidade do sulco superior[20, 28]

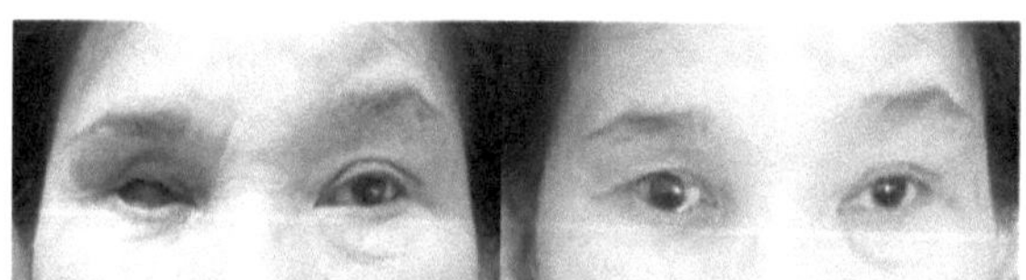

Figura 9. Correcção protética da deformidade do sulco superior; antes (esquerda) e depois (direita).

SurgicalCorrection: Geralmente, a oftalmologista, melhorar através da inserção de um implante subperiosteal de chão com uma grande superfície posterior. Isto dá massa adicional à órbita e empurra o tecido para cima e para a frente. O implante de chão pode ser feito a partir de

Teflon, PMMA, ou qualquer um dos outros sintéticos biocompatíveis disponíveis. Se o problema do defeito do sulco da pálpebra superior for pequeno, um enxerto de gordura dérmica colocado na superfície interna da pálpebra, superior ao tarso e subconjuntival, pode ser um procedimento cirúrgico muito eficaz na redução do defeito. Também facilita o fecho das pálpebras.[29]

C) A flacidez da pálpebra inferior

Todas as próteses são suportadas pela pálpebra inferior. Se a prótese for pesada ou frequentemente removida, os tendões cantais mediais e laterais esticam-se e a pálpebra inferior arqueia. O tratamento é a ressecção da porção inferior do tendão cantal lateral e o reposicionamento da pálpebra inferior para dar melhor suporte à prótese.

É importante reconhecer que a flacidez da pálpebra inferior (Figura 10) é secundária ao estiramento dos tendões cantais mediais e laterais em vez do estiramento do tarso. A ressecção de um segmento do tarso provoca a perda do tecido normal da pálpebra, afecta negativamente a aparência da pessoa devido à perda dos cílios, e não ataca o problema básico.

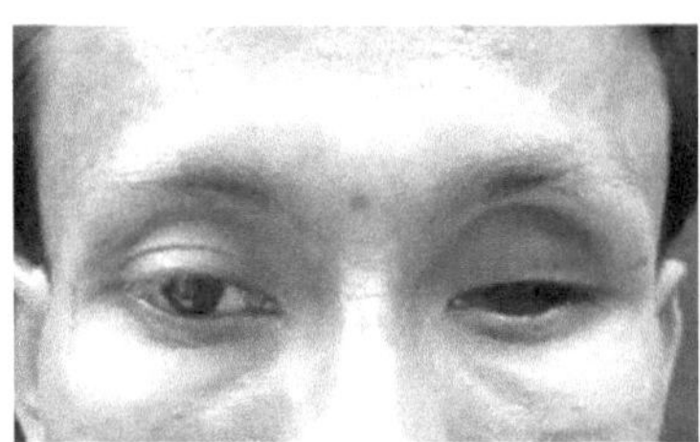

Figura 10. laxismo da pálpebra inferior (olho esquerdo)

    Correcção protética: Remoção do aspecto inferior de proeminência da prótese ocular a minha correcta frouxidão da tampa inferior. Adiciona-se material à prótese atrás da tampa numa tentativa de empurrar a tampa para fora e permitir que ela se levante (Figura 11). Outra abordagem é recontornar o aspecto inferior da prótese e colocar pressão nas áreas medial e lateral. É mostrado um caso com resultado estético óptimo após modificação da ocular para laxismo da tampa inferior (Figura 12).

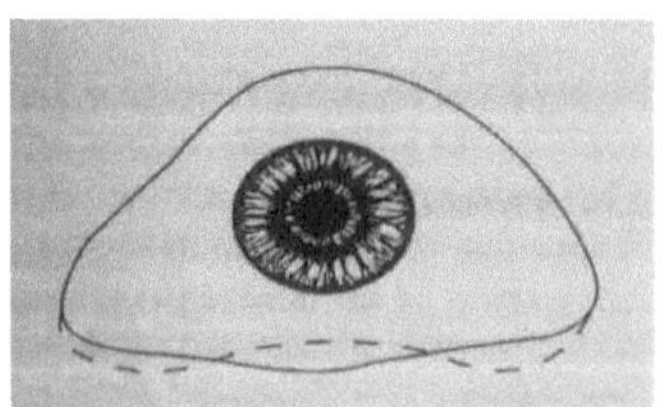

Figura 11. Modificação da prótese ocular para a frouxidão da tampa inferior[20, 28]

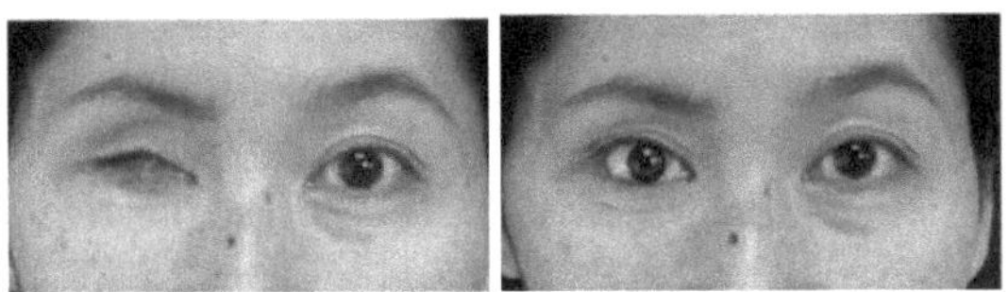

Figura 12. Correcção protética da flacidez da tampa inferior; antes (esquerda) e depois (direita).

Correcção Cirúrgica: O tratamento correcto da flacidez da pálpebra inferior é a ressecção e reaproximação do crux inferior do tendão cantálico lateral à parede orbital lateral. Os bons resultados são obtidos com transplante de mucosa seguido de tarsorrfia da pálpebra inferior.[20]

D) Tomada Contratada

A tomada contratada é uma inflamação orbital com o desenvolvimento de enofthalmos e provas de alterações fibróticas residuais na órbita. As tomadas contratadas são difíceis de gerir apenas pelo ocularista e pelo cirurgião oculoplástico. Assim, a gestão das tomadas contraídas é feita por uma boa coordenação entre o ocularista e o cirurgião oculoplásico.

Correcção protética e cirúrgica: Em primeiro lugar, selecciona-se o desenho adequado do conformador. O conformador é forrado contra o enxerto de mucosa bucal. Em casos graves, é aconselhável fixar o conformador na posição, passando as suturas através de orifícios superiores e inferiores no conformador e depois através do periósteo. O conformador é ancorado adequadamente durante 612 semanas após a inserção. Depois disso, o novo conformador é inserido. Existem 2 formas de segurar o conformador na tomada contratada; dispositivo de tracção capilar e máscara de pressão Lafuente.[23]

- Dispositivo Caplillary Traction Device: Este desenho permite que a pressão seja aplicada na tomada contratada, utilizando a pressão à noite.

- Máscara de Pressão Lafunte: Esta concepção desta máscara permite um foco de pressão mais concentrado com mola ou elástico durante 20-60 minutos, o que pode criar um fórnix suficiente para reter a prótese. Depois disso, uma prótese ocular pode ser fabricada e inserida. Um molde em conformidade com uma haste e gaze acrílica e uma fita adesiva médica durante 10-12 dias pode ser utilizado para criar um fórnix inferior, criando uma pressão contínua para baixo (Figura 13). É mostrado um caso com resultado estético óptimo em encaixe contraído após expansão gradual do encaixe utilizando um conformador de tamanho maior e finalmente reabilitado com prótese ocular pequena (Figura 14).

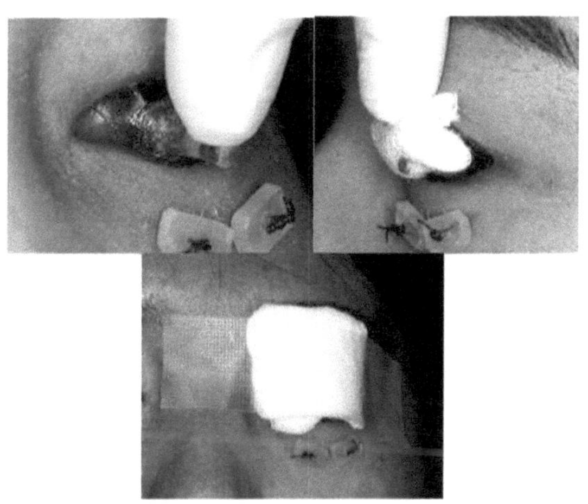

Figura 13. Uso de conformador de pressão para criar um fornix mais baixo.

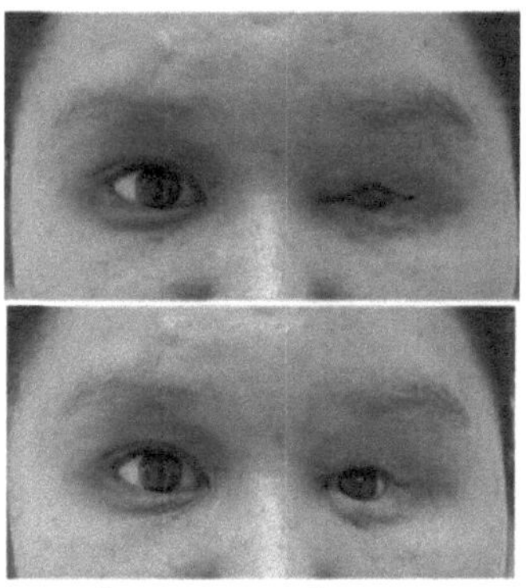

Figura 14. Pequena prótese ocular em encaixe contraído;

antes (esquerda) e depois (direita).

Além disso, se a tomada tiver infecção crónica, ocorre contracção das fornices e frequentemente entropionagem das pálpebras superiores e inferiores. A correcção do problema requer enxerto de membrana mucosa e procedimentos de rotação marginal para a correcção da entropiona.

E) **Extrusão/ Exposição dos implantes intraorbitais**

A exposição e extrusão do implante são as complicações mais comuns associadas à evisceração (Figura 15).[30] Mais frequentemente, a inserção secundária de um implante intraorbital é realizada se um implante estiver a ser extrudido ou tiver sido extrudido. Os implantes extrudidos são geralmente removidos, a menos que o defeito sobre o implante seja pequeno (5 mm ou menos), em alguns casos, pode ser possível evitar uma extrusão posterior por inserção de um penso fascial ou escleral, ou um enxerto dérmico desepitelializado sobre o implante e sob a conjuntiva.

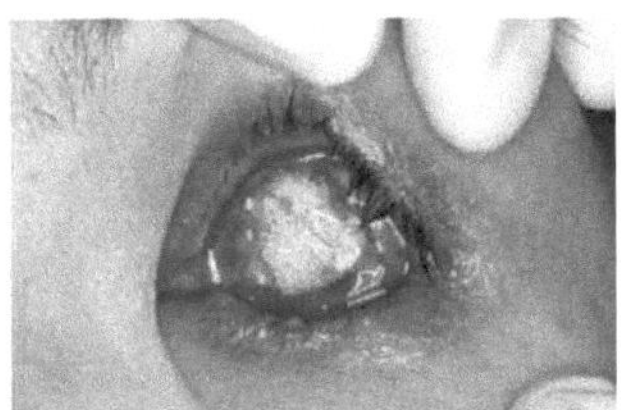

Figura 15. Exposição de implantes

Se a exposição for pequena, pode ser remendada com um transplante escleral, fascial, ou dérmico. Também pode ser inserido um implante mais pequeno. Se estas medidas não forem eficazes e se ocorrer uma exposição repetida, ou se a exposição for grande, é melhor separar a conjuntiva e a fáscia de Tenon da superfície escleral, fazer quatro incisões relaxantes na esclerótica do paciente, cortar o nervo óptico, e remover o implante de extrusão. Um implante esférico, que pode ser esclera ou fáscia coberta, é inserido dentro do cone muscular atrás da concha escleral. Em órbitas de tamanho adulto, o implante tem normalmente 16 a 18 mm de diâmetro. As extremidades escleriformes estão sempre encolhidas e encolhidas sob a fáscia de Tenon. As extremidades invertidas da concha escleral são cobertas com conjuntiva.[31,32]

7. Manutenção de prótese ocular

Cuidados diários: Um cuidado adequado de uma prótese ocular aumentará o conforto, a aparência e também acrescentará vida à prótese. Lágrimas e muco deixam depósitos na prótese causando um depósito de filme, higiene comprometida e próteses inestéticas. Os depósitos podem também causar uma irritação de uma órbita ocular. A maioria das acumulações diárias podem ser limpas sem remover a prótese da sua órbita. A limpeza diária é possível durante o banho, utilizando um champô. As enzimas no champô decompõem as proteínas que se acumulam na prótese e removem o muco das pálpebras e pestanas. Outra forma de limpar as próteses é o enxaguamento minucioso com uma solução salina normal. Pode ser limpo com cotonetes húmidos ou gaze, limpando suavemente. A limpeza longe do nariz pode desalojar ou rodar a prótese. A prótese ocular e as tampas oculares devem ser limpas todas as manhãs, mas apenas removendo a prótese ocular quando houver problemas especiais. A remoção expõe a sua órbita a bactérias e a remoção frequente e inadequada pode causar frouxidão da pálpebra inferior. No entanto, em muitas situações como desconforto, excesso de secreções, ou exposição a uma área poeirenta, é aconselhável remover a prótese e limpar a prótese. Quando os pacientes têm baixo fluxo lacrimal ou olhos secos, durante este tempo, o paciente pode usar lágrimas artificiais ou lubrificantes oleosos para reduzir a irritação.

Ocasionalmente, as próteses oculares podem ser desinfectadas com 3% de peróxido de hidrogénio ou uma solução aquosa de iodo de providona-10% (como a Betadine). A prótese deve ser imersa na solução durante não mais de 15 minutos e depois enxaguada cuidadosamente antes da reinserção.[33]

Remoção e inserção do Ocular

Prótese[34] : A prótese ocular pode ser facilmente removida e inserida pelo paciente com alguma prática. É sempre necessário usar sempre a mão limpa ao manusear a prótese.

Deve ser impedido de deixar cair a prótese. As técnicas

recomendadas para a remoção e inserção são apresentadas

abaixo (Figura 16-19).

Instruções para a remoção (Figura 16-17):

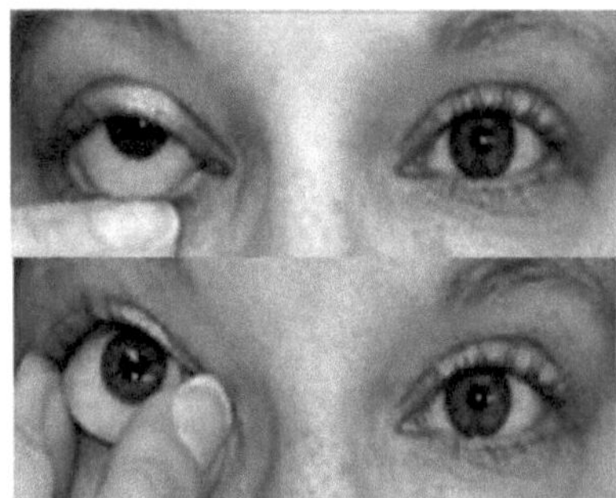

Figura 16. Remoção de prótese ocular com os dedos. A pálpebra inferior é puxada para baixo e pressionada com o dedo indicador e moveu o dedo em direcção ao olho (em cima). A prótese é deixada deslizar para fora da pálpebra inferior e suavemente removida com a mão livre (Fundo).

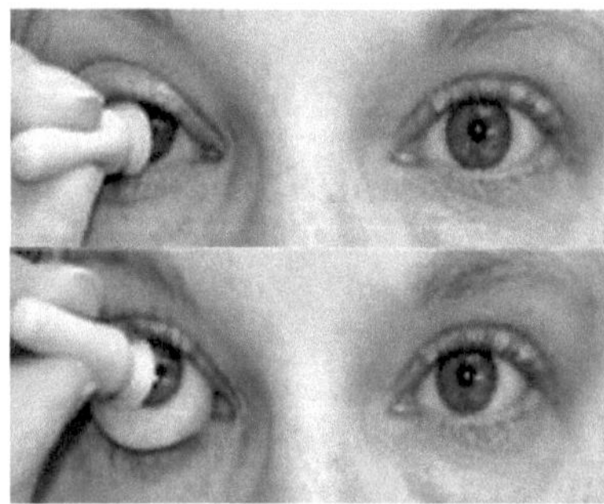

Figura 17. Remoção de prótese ocular com ventosa. As pálpebras são abertas, a ventosa é aplicada à prótese e

apertada a pega. Quando a ventosa é fixada, a pega é mantida levemente sem esticar (em cima). O dedo é puxado para baixo, a prótese inclina-se para cima e para fora sobre a tampa da parte inferior e a ventosa é esquadriada para soltar (em baixo).

Instruções da inserção (Figura 18-19):

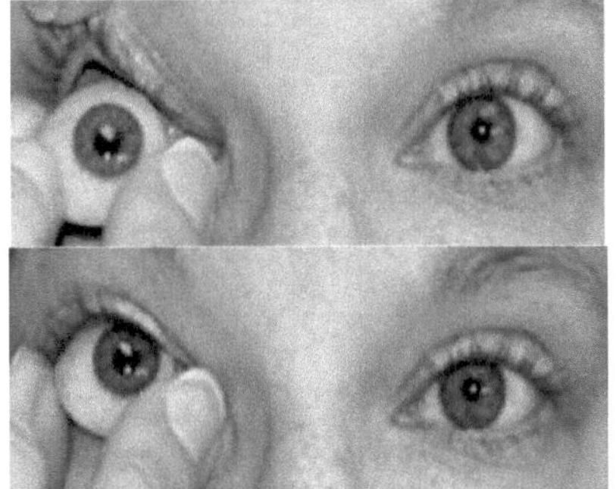

Figura 18. Remoção de prótese ocular com os dedos. A pálpebra superior é levantada com o dedo indicador para criar uma abertura. Suavemente, o bordo superior da prótese é deslizado sob a tampa superior (parte superior). Uma vez colocada a prótese, a tampa superior é solta. A pálpebra inferior é puxada para baixo e deixa-se fechar o olho até que este se coloque em posição (em baixo).

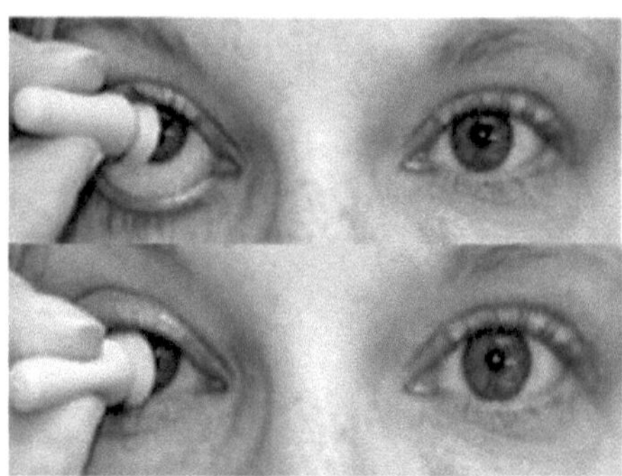

Figura 19. Inserção de prótese ocular com os dedos. A ventosa é fixada à prótese apertando o punho. A tampa superior é levantada e o rebordo superior da prótese é deslizado por baixo da tampa superior (Top). A tampa superior é novamente selada e a pálpebra inferior é puxada para baixo para assentar a prótese. A ventosa é esquadriada para ser libertada (Fundo).

Mudança para Nova Prótese Ocular: A superfície da prótese também se decompõe, resultando numa formação pouco saudável de biofilme bacteriano sobre a prótese. Uma prótese ocular deve ser polida por uma prótese ocular ou maxilo-facial. Isto remove os arranhões, depósitos de proteínas e bactérias da superfície da prótese.

As tomadas oculares mudam de forma com o tempo, afectando o conforto, o movimento e a aparência. Para pequenas alterações, pode ser feito o reembasamento da prótese ocular. Para alterações grosseiras no tecido orbital, deve ser feita uma nova prótese. Além disso, uma prótese ocular deve ser substituída aproximadamente de cinco em cinco anos.

O paciente necessita de novas próteses quando estas se seguem:

- Pálpebras irritadas ou com comichão
- aumento da drenagem
- aridez ou desconforto
- infecções recorrentes
- sonolência das pálpebras
- alterações na aparência ou cor das próteses.

Referências

1. Dostalova T, Kozak J, Hubacek M, Holakovsky J, Kriz P, Strnad J, Seydlova M. Prótese Facial. Implantodontia - Uma Prática em Rápida Evolução 2011:451-64

2. Raizada K, Rani D. Prótese Ocular Lente de Contacto & Olho Anterior 2007;30:152-62.

3. Amornvit P, Rokaya D, Shrestha B, Srithavaj T. Reabilitação protética de um defeito ocular com síndroma de encaixe pós-tenucleação: Um relatório de caso. The Saudi Dental Journal 2014;26:29-32.

4. Chin K, Margolin CB, Paul T. Finger. A inserção precoce de prótese ocular melhora a qualidade de vida após a enucleação. Optometria 2006;77:71-75.

5. Goiato MC, dos Santos DM, Bannwart LC, Moreno A, Pesqueira AA, Haddad MF, dos Santos EG. Impacto psicossocial em doentes anoftálicos com prótese ocular. Int. J. Maxillofac oral. Surg 2013;42:113-19.

6. Sajjada A, Shenoyb KK. Caracterizando uma prótese ocular personalizada - um desafio estético: Um relatório de caso. Indian Journal of Dentistry 2012;3(2):122-26.

7. Hughes MO. A Pictorial Anatomy of the Human Eye/

Anophthalmic Socket: Uma Revisão para Ocularistas. Journal of Ophthalmic Prosthetics 2004:51-64.

8. Ducasse A, Segal A, Gotzamanis A, et al. Tolerância dos implantes orbitais. Estudo retrospectivo sobre 14 anos. J Fr Ophtalmol 2001;24:277-81.

9. Custer PL, Kennedy RH, Woog JJ, et al. Meyer Implantes orbitais em cirurgia de enucleação: um relatório da Academia Americana de Oftalmologia. Ophthalmology 2003;110:2054-61.

10. Su GW, Yen MT. Tendências actuais na gestão da tomada anoftáltica após enucleação primária e Evisceração. Ophthal Plast Reconstruir Surg 2004;20:274- 80.

11. Gordon B. As origens antigas dos olhos artificiais. In: Anuais de história médica, 3ª ed. Nova Iorque; 1940.

12. Martin O, Clodious L. A história dos olhos artificiais. Ann Plastic Surg 1979;3:168-70.

13. Roberts AC. Prótese ocular. In: Próteses faciais. 1ª ed. Londres: Henry Kimpton 1971. p. 4.

14. Murphy PI, Schlossberg L. Substituição dos olhos por prótese acrílica maxilo-facial. Touro Naval Med Bull 1944;43:1085.

15. Boissonneau M. Yeux, telemóveis artificiais. Paris: Ritterich 1849. p. 10.

16. Sykes LM. Próteses oculares feitas à medida: um relatório

clínico. J Prosthet Dent. 1996;75:1-4.

17. Brown KE: Fabrico de uma prótese ocular. J Prosthet Dent 1970;24: 225-35.

18. Gouglemen P. Adaptação de prótese para pacientes com creptoftalmos e microphthalmos extremos. Arco Ophthlal 1937;18:774-76.

19. Kale E, Mes A, Izgi AD. Técnica para a fabricação de uma prótese ocular provisória. Journal of Prosthodontics 2008;17:654-61.

20. Beumer J, Mark T. Marunick, Esposito SJ. Maxillofacial Rehabilitation. Gestão Prostodôntica e Cirúrgica dos Defeitos da Cabeça e do Pescoço Relacionados com o Cancro, Adquiridos, e Congénitos: 3rd ed. Chicago: Quintessence Publishing Co 2011. p. 300-10.

21. Vistnes LM, Iverson RE, Laub DR. A órbita anoftámica. Correcção cirúrgica da ptose da pálpebra inferior. Plast Reconstr Surg 1973;52(4):346-51.

22. Spaeth PG. Deformidade superior do sulco e ptose. In: Shannon GM, Connelly FJ, eds. Cirurgia Oculoplástica e Protética. Boston, MA: Little, Brown and Company; 1970: 791-97.

23. Webb MCF. Questões na Gestão da Tomada Anoptálmica: Clínica, Conforto e Cosmética. Rondas de Oftalmologia

Jan/Fev 2010;8(1).

24. Jahrling RC. Próteses para deformações da tampa superior. In: Shannon GM, Connelly FJ, eds. Cirurgia Oculoplástica e Próteses. Boston, MA: Little, Brown and Company 1970:813-22.

25. Allen L. Redução da ptose da pálpebra superior com a prótese, com especial atenção para um método recentemente concebido e mais eficaz. In: Guibor P, Guibor M, eds. Técnicas de Cosmose Anoftámica. Nova Iorque, NY: Especialistas dos Simpósios 1976:3-25.

26. Allen L. O argumento contra a imbricagem dos músculos rectos sobre os implantes esféricos após a enucleação. In: Bósniak SL, Smith BC, eds. The Anophthalmic Socket. Nova Iorque, NY: Pergamon Press 1990:184-91.

27. Finsterer J.   Ptosis: Causas,   Apresentação, e Gestão.   Estética PlastSurg   2003Maio ... Junho;27(3):193-204.

28. Workman CL, Prosthetic ocular motility an ocularist's analysis. J da Sociedade Americana de ocularistas 1991:9-13

29. Korn BS, Kikkawa DO, CohenSR, Hartstein M, Annunziata CC. Tratamento da malposição da pálpebra inferior com enxerto de gordura da derme. Oftalmologia 2008 Abr;115(4):744-51.

30. Soll DB: A tomada anoftálmica. Em Soll DB (ed): Management of Complications in Ophthalmic Plastic Surgery, pp 295-344. Birmingham, AL, Aesculapius Publishing, 1976.

31. Frueh BR, Felker GV: Implante de basebol. Um método de inserção secundária de um implante intra-orbital. Arco Ophthalmol 1974;492:94.

32. Soll DB: Evisceração com eversão da concha escleral e posicionamento do cone muscular do implante. Am J Ophthalmol 1987;104:265.

33. Danz PA, Lindsey EM. Cuidados a ter com a prótese. 2014

34. Wricson Labs Northwest. 2014. http://www.ericksonlabs.com/v/Artificial Eyes/care handling.asp

Agradecimentos

Agradecemos o apoio do Serviço Maxilofacial de Protética, Universidade de Mahidol, Hospital Dhulikhel/ Escola de Ciências Médicas da Universidade de Kathmandu e Lambert Publishing para este livro.

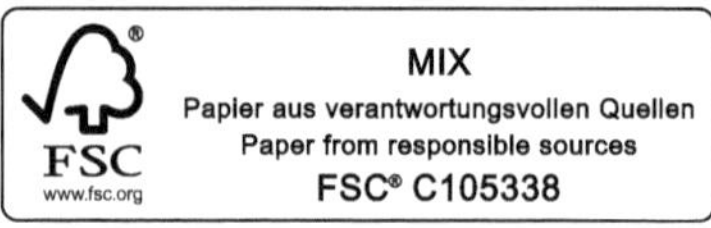

Printed by Books on Demand GmbH, Norderstedt / Germany